BEI GRIN MACHT SICH IHR WISSEN BEZAHLT

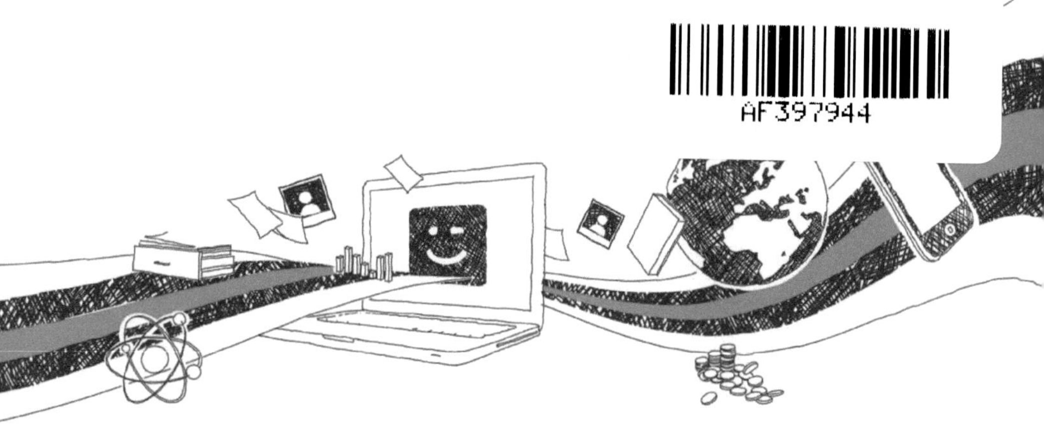

- Wir veröffentlichen Ihre Hausarbeit, Bachelor- und Masterarbeit

- Ihr eigenes eBook und Buch - weltweit in allen wichtigen Shops

- Verdienen Sie an jedem Verkauf

Jetzt bei www.GRIN.com hochladen und kostenlos publizieren

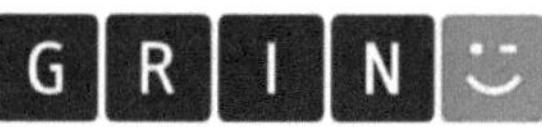

Glutenfreie Ernährung in der heutigen Gesellschaft

Wie kann man Menschen mit Zöliakie ein unbeschwertes Leben im Ernährungsalltag ermöglichen?

Vincent Kümmerle

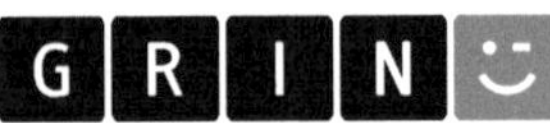

Bibliografische Information der Deutschen Nationalbibliothek:

Die Deutsche Nationalbibliothek verzeichnet diese Publikation in der Deutschen Nationalbibliografie; detaillierte bibliografische Daten sind im Internet über http://dnb.d-nb.de abrufbar.

ISBN: 9783963566646
Dieses Buch ist auch als E-Book erhältlich.

© GRIN Publishing GmbH
Trappentreustraße 1
80339 München

Druck und Bindung: Books on Demand GmbH, Norderstedt Germany
Gedruckt auf säurefreiem Papier aus verantwortungsvollen Quellen

Das Buch bei GRIN: https://www.grin.com/document/1452458

Seminararbeit

Glutenfreie Ernährung in der heutigen Gesellschaft

Wie kann man Menschen mit Zöliakie ein unbeschwertes Leben im Ernährungsalltag ermöglichen?

Vincent Kümmerle

2021/2022

Inhaltsverzeichnis

1 Einführung in die glutenfreie Ernährung

Wenn man die Essgewohnheiten vieler Deutscher betrachtet, fällt auf, dass ein großer Teil der Ernährung aus glutenhaltigen Getreideprodukten wie Brot und Nudeln besteht.[1]

Jedoch steigt entgegen dieser Gegebenheit sowohl der Anteil sich glutenfrei ernährender Menschen[2], als auch das Kontingent Betroffener der Autoimmunerkrankung Zöliakie[3] in den letzten Jahrzehnten.

Deswegen stellt die glutenfreie Ernährung in unserer heutigen Gesellschaft ein weiterhin aktuelles und wichtiges Thema dar.

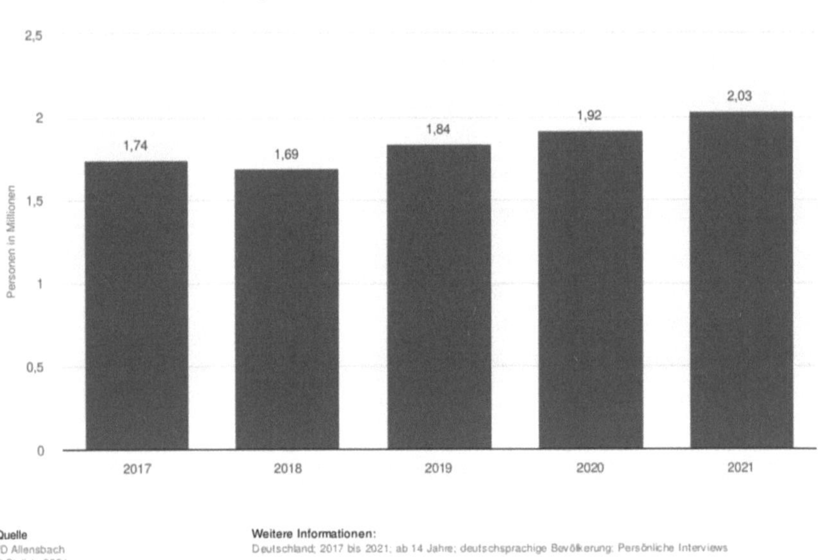

Abb. 1: Einkauf glutenfreier Produkte

---

1   vgl. Gerber, Maria: Das essen die Deutschen
2   vgl. Abb.1: Statistik über den Einkauf glutenfreier Produkte
     vgl. Müller, Ulrike: Live-Ticker zum Welternährungstag: Glutenfreie und Laktosefreie Ernährung
3   vgl. Dr. Schär AG/SPA: Dr. Schär Institute: 3. Epidemiologie der Zöliakie

Zunächst einmal muss man die Gründe für die glutenfreie Ernährung betrachten. Für Menschen, die an Zöliakie erkrankt sind, ist die glutenfreie Ernährung notwendig, um ihre Krankheit zu therapieren. Menschen, die sich ohne medizinische Voraussetzung glutenfrei ernähren, erhoffen sich gesundheitliche Vorteile, die sie mit der vermeintlichen Trend-Diät nicht erreichen, außer sie vertragen Gluten, Weizen und andere Inhaltsstoffe im Getreide nicht oder reagieren sensitiv darauf.[4]

Als bei mir vor drei Jahren erstmalig Zöliakie diagnostiziert wurde, war dies zunächst ein Schock. Jedoch lernte ich schnell, mit der Erkrankung umzugehen und kann heute trotz einiger Einschränkungen selbstbewusst damit leben, obwohl es nicht unbedingt einfach ist, sich entgegen der deutschen Ernährungsgewohnheiten strikt glutenfrei zu ernähren. Deshalb stelle ich mir seit meiner Diagnose die Frage, wie man den an Zöliakie erkrankten Menschen ein unbeschwertes Leben im Ernährungsalltag ermöglichen kann.

Jener wichtigen Frage möchte ich in dieser Seminararbeit nachgehen, die im Rahmen des Seminarkurses Ernährung am Gymnasium Neckartenzlingen 2021/2022 entstanden ist.

Hierfür werde ich mit dem Kapitel *Allgemeine Informationen* zuerst eine Wissensgrundlage für den Leser schaffen, die zusammen mit den *Selbsthilfemöglichkeiten* für Betroffene sowie den Kapiteln *Zöliakie in verschiedenen Lebensphasen* und *Glutenfreie Ernährung weltweit* zu einer fundierten Antwort verhelfen kann.

So sollen sich sowohl erkrankte als auch nicht erkrankte Menschen angesprochen fühlen und eingeladen sein, durch diese Arbeit für ihr eigenes Leben dazuzulernen.

2 Allgemeine Informationen

2.1 Gluten

„Gluten ist ein Sammelbegriff für bestimmte Eiweiße, die in Weizen 80 bis 90 Prozent des Gesamtproteins ausmachen".[5]

Gluten wird auch als Klebereiweiß bezeichnet, da es im Getreidemehl enthalten ist und als Kleber die Backfähigkeit gibt, die es benötigt, um beispielsweise ein Brot zu backen. So stellt es sich durchaus als schwierig heraus, Brot ohne Gluten herzustellen, denn den glutenfreien Mehlen fehlt dieser Kleber und man erhält bei gleichem Herstellungsverfahren nur ein Fladengebäck, das weniger voluminös als ein glutenhaltiges Brot ist.[6]

---

4   vgl. Maurer, Bianca: Glutenfreie Ernährung – eine Trend-Diät? In: DZG Aktuell 2017/01, S.8
5   Zöllner, Fiona/Klasen, Jörn: Gesunde Ernährung heute und morgen, S.117
6   vgl. ebd.

Gluten ist ebenfalls ein guter Emulgator, löst sich also in Wasser, bindet und stabilisiert. Diese Eigenschaften macht sich die Lebensmittelindustrie zunutze, weshalb viele Fertiggerichte oder Soßen als Zusatzstoff Gluten, oft versteckt als Gerstenmalz, beinhalten.[7]

Gluten ist jedoch nicht nur in Weizen, sondern in vielen anderen Getreidearten, so auch in den mit Weizen verwandten Getreidearten Dinkel, Gerste, Roggen, Emmer und Einkorn enthalten. Hafer ist zwar von Natur aus glutenfrei, aber oft durch die Abfüllanlagen mit Gluten verunreinigt, da diese ebenfalls verwendet werden, um glutenhaltige Getreidearten zu verarbeiten. Aus diesem Grund wird bei einigen Lebensmitteln unter den Nährstoffangaben der Zusatz „Kann Spuren von Gluten enthalten" angegeben.

Abb. 2: Das Gluten-frei-Siegel

Da für Betroffene jedoch schon Spuren, also geringe Mengen von Gluten, das Wohlbefinden verschlechtern können, hat die Deutsche Zöliakie-Gesellschaft e.V. (kurz: DZG) 1974 ein Symbol, das links zu sehen ist, patentiert. Dieses ist auf Lebensmitteln zu finden, die glutenfrei sind, also weniger als 20 Milligramm Gluten pro Kilogramm oder einen sehr geringen Glutengehalt von maximal 100 mg pro kg haben. Es gibt auch weitere, ähnlich aussehende Symbole, die alle eine durchgestrichene Ähre gemeinsam haben. Hierbei muss man genau differenzieren, da nur wenige dieser Zeichen dafür garantieren, dass die Herstellung wirklich kontrolliert wird. Das „Glutenfrei-Symbol" der DZG darf nur von Firmen verwendet werden, die mit der DZG einen Lizenzvertrag abgeschlossen haben und sich an bestimmte Regeln halten sowie regelmäßig kontrolliert werden.[8]

2.2 Zöliakie und Immunreaktion

Zöliakie ist eine vererbbare Autoimmunerkrankung, die auch Glutenunverträglichkeit genannt wird und zu den Nahrungsmittelallergien gehört, da eine Unverträglichkeit gegen Gluten besteht.

Der Verzehr von Gluten löst bei betroffenen Menschen Entzündungen im Dünndarm aus, weil dieser durch die körpereigene Abwehr auf das Gluten reagiert.[9] Gluten wird im Magen und oberen Dünndarm nicht ganz verdaut, sondern von der Dünndarmschleimhaut als unverdaute Bruchstücke aufgenommen. Die Dünndarmschleimhaut ist stark gefaltet und vergrößert, um mehr Nährstoffe aufnehmen zu können. Diese Funktion der Falten, auch Dünndarmzotten genannt, wird bei Betroffenen nicht erfüllt. Die Zotten bilden sich als Reaktion

---

7   vgl. Dr. Schär AG/SPA: Diätfrust und Compliance bei Zöliakie, Kapitel 1: Was ist Gluten?

8   vgl. Weigl, Günter: Kennzeichnung von glutenfreien Lebensmitteln. Warnhinweis: Kann Spuren von Gluten enthalten / Kennzeichnung von Gluten.

9   vgl. Zöllner, Fiona/Klasen, Jörn: Gesunde Ernährung heute und morgen, S.117-118

auf das Gluten zurück und die Dünndarmschleimhaut verflacht während die Darminnenfläche abnimmt.[10]

Anmerkung der Redaktion:
Diese Abbildung wurde aus urheberrechtlichen Gründen entfernt.

Abb. 3: Darmzotten

Im weiteren Verlauf kommt es zu einer reduzierten Nährstoffaufnahme und somit zu Nährstoffmangel, der bei längerer Entzündung Mangel- und Folgeerscheinungen wie Wachstumsverzögerungen oder verzögerte Pubertät bei Kindern und Jugendlichen sowie Unfruchtbarkeit bei erwachsenen Frauen hervorrufen kann.[11]
Da die Symptome bei jedem Betroffenen unterschiedlich sind, wodurch eine vielfältige Symptomatik entsteht, unterscheidet man 5 Formen der Zöliakie:
Die klassische Zöliakie tritt besonders im Kindesalter zwischen dem ersten und dritten Lebensjahr auf und zeigt sich in Malabsorptionssymptomen wie Durchfall, Wachstumsstörungen oder verschiedenen Mangelerscheinungen. Jedoch leiden nur ungefähr 10-20% der Betroffenen an dieser Form von Zöliakie.
Viele der anderen Erkrankten leiden an der symptomatischen Zöliakie, die vielfältige unspezifische Symptome wie Blähungen, Müdigkeit, Bauchschmerzen und Depressionen zusammenfasst. Es ist wichtig, diese beiden Formen zu unterscheiden, da betroffene Menschen mit Symptomen der klassischen Zöliakie aufgrund ihrer Zöliakie-spezifischen Symptomatik oftmals schneller diagnostiziert werden als Betroffene der symptomatischen Zöliakie.
Weitere Formen sind die subklinische und potenzielle Zöliakie, die beide gemeinsam haben, dass zwar Antikörper nachgewiesen werden können, aber keine oder unentdeckte Symptome vorliegen. Die subklinische Zöliakie wird meistens durch einen Zufallsbefund oder über Verwandte diagnostiziert und beinhaltet wie die klassische und symptomatische Zöliakie eine nachweisbare Zottenatrophie. Im Gegensatz dazu gibt es bei Betroffenen der potentiellen Zöliakie vorerst keine Veränderungen der Dünndarmschleimhaut, sondern eine Vielzahl an anderen Autoimmunerkrankungen wie Diabetes Typ 1.
Refraktär ist eine Zöliakie dann, wenn die Zottenatrophie und die Symptome trotz der streng glutenfreien Ernährung nach einem Jahr noch andauern oder immer wieder zurückkehren.[12]

---

10 vgl. Schuppan, Detlef: Was ist die Zöliakie?
11 vgl. ebd. und Zöllner, Fiona/Klasen, Jörn: Gesunde Ernährung heute und morgen, S. 117-118
12 vgl. Dr. Schär AG/SPA: Dr. Schär Institute: Epidemiologie der Zöliakie, 6. Formen der Zöliakie

2.3 Diagnose

Ungefähr 30-40% der deutschen Bevölkerung weisen die genetischen Risikomarker HLA-DQ2/DQ8 auf, die Zöliakie auslösen können. Jedoch entwickelt sich im Gegensatz zum Kontingent der Risikoträger nur bei einem von hundert Kindern jene Erkrankung, weshalb die Diagnose wichtig ist.

Die Zöliakie beginnt oft im Kindesalter, wird jedoch bei 80-90% der Fälle erst später oder gar nicht entdeckt. Im ersten Schritt der Diagnose wird vom behandelnden Arzt Blut abgenommen und auf Auto-Antikörper gegen Gewebstransglutaminase (tTGA-IgA) und Gesamt IgA untersucht. Wenn die tTGA-IgA Werte deutlich erhöht sind, ist eine Zöliakie sehr wahrscheinlich.

Noch vor 10 Jahren wurde eine Magenspiegelung als zweiter Diagnoseschritt empfohlen, um den Verdacht auf Glutenunverträglichkeit zu beweisen. Bei dieser werden Magen- und Darmbereich durchforscht und kleine Gewebeproben, Biopsien genannt, des Dünndarms entnommen, die anschließend auf die Zöliakie-typischen Darmschädigungen untersucht werden. Die Mehrheit dieser Dünndarmbiopsien bestätigt das Blutergebnis.

Deswegen stellt sich die Frage, ob eine Magenspiegelung und die damit einhergehende Dünndarmbiopsie wirklich nötig ist, um ein sicheres Testergebnis garantieren zu können.

Aus diesem Grund schlug die Europäische Gesellschaft für Kindergastroenterologie (kurz: ESPGHAN) im Jahr 2012 vor, bei der Diagnose von Zöliakie auf die Darmbiopsien zu verzichten, sofern bei dem getesteten Menschen typische Beschwerden und der Nachweis weiterer Auto-Antikörper (EMA-IgA) sowie der genetischen Risikomarker (HLA-DQ2/DQ8) vorliegen.

Um diese Kriterien zu überprüfen, sammelte die Abteilung für Kindergastroenterologie im Dr. von Haunerschen Kinderspital in der multizentrischen Studie ProCeDE von November 2011 bis Mai 2014 alle Daten und Gewebeproben von über 700 Kindern und Jugendlichen aus 21 verschiedenen Ländern, die positive Zöliakie-Antikörper aufwiesen. Die Ergebnisse dieser Studie garantieren eine Vorhersagewahrscheinlichkeit von 99,75% für Patienten mit Symptomen von Zöliakie, wenn die tTGA-IgA Werte über dem Zehnfachen des Grenzwerts und die EMA-IgA einer zweiten Blutuntersuchung positiv ausfallen.

Zusätzlich konnte festgestellt werden, dass die Bestimmung der Risikomarker HLA-DQ2/DQ8 keinen Nutzen bietet und somit weggelassen werden kann.

Dank der Ergebnisse dieser Studie wurde das zur Diskussion gestellte Vorgehen der ESPGHAN umgesetzt, da vielen Kindern die Narkose bei der Magenspiegelung erspart bleibt und das Gesundheitssystem Kosten durch die nicht mehr nötige Dünndarmbiopsie sowie die teure genetische Analyse einspart.[13]

3 Hilfe durch Selbsthilfe

3.1 Selbsthilfemöglichkeiten

Da es vielen erkrankten Menschen vor allem nach der erstmaligen Diagnose nicht leichtfällt, die Therapie strikt durchzuführen, gibt es verschiedene Selbsthilfemöglichkeiten. Diese können dabei helfen, ein kooperatives Verhalten der Betroffenen mit der streng glutenfreien Ernährung und mehr Verständnis für die Ernährungsumstellung zu erreichen. Nur so können die versteckten Diätfehler und die damit verbundenen Folgen für den Patienten schneller identifiziert werden, was zu einem verbesserten Wohlbefinden beitragen kann.

Die betroffenen Menschen haben Probleme, ihre bisherigen Essgewohnheiten zurückzulassen oder wollen etwa bei Familienfesten, Hochzeiten oder anderen Veranstaltungen keine Probleme bereiten.[14] Deshalb fragen sie nicht nach den Inhaltsstoffen der angebotenen Gerichte, sondern essen diese oft, obwohl sie Gluten enthalten. Da nach dem Verzehr bei Betroffenen der klassischen Zöliakie eher zeitnah Symptome auftreten als bei Betroffenen der symptomatischen Zöliakie, die keine direkten oder verzögerte Reaktionen des Körpers wahrnehmen, bemerken viele das Gluten nicht körperlich und sehen es nicht als notwendig an, sich ausschließlich glutenfrei zu ernähren.[15]

Um dieses Verhalten zu vermeiden, gibt es Selbsthilfemöglichkeiten wie die Ernährungsberatung oder verschiedene Teamansätze, die den Erkrankten dabei helfen können, die umgestellte, strikt glutenfreie Ernährung, einzuhalten.

3.1.1 Ernährungsberatung

So ist es sinnvoll, in der Zeit der Umstellung sowie auch danach, wenn es erforderlich oder hilfreich ist, einen Ernährungsberater zu Rate zu ziehen. Dieser kann zum einen über die fehlerhafte Kenntnis über den Glutengehalt in Produkten, die der Betroffene unwissentlich verzehrt, aufklären. Zum anderen soll er betonen, wie wichtig die glutenfreie Ernährung ist, um dem Patienten klar zu machen, dass diese die einzige Therapie bei Zöliakie und damit auch den Weg zu einem gesunden Leben darstellt.

---

13   vgl. Werkstetter, Katharina/Koletzko, Sibylle: Zöliakiediagnose im Kindesalter.
        In: DZG Aktuell 2017/04, S.12-15
14   vgl. Dr. Schär AG/SPA: Diätfrust und Compliance bei Zöliakie, Kapitel 7: Diätfrust bei Zöliakie
15   ebd.

Um dieses Verständnis nachhaltig zu erreichen, wird der Ansatz des positiven Denkens empfohlen. Dabei spricht der Berater zum Beispiel eher die Lebensmittel an, die der Patient verzehren kann, anstatt die glutenhaltigen Speisen hervorzuheben. Denn wer möchte schon immer wieder das vor Augen geführt bekommen, was man nicht tun sollte. Deshalb kann das Denken des Betroffenen durch eine positive Herangehensweise zu einem affirmativen Denken hin verändert oder verstärkt werden.

Des Weiteren sind für eine langfristige Einhaltung der glutenfreien Ernährung Hilfestellungen im Alltag wichtig, da meist erst nach der Ernährungsberatung, im täglichen Ernährungsalltag, Probleme oder unangenehme Situationen entstehen, die den Patienten oft überfordern. Eine gute Art der Hilfestellung sind hierbei Rollenspiele, bei denen eine für den betroffenen Menschen ungewohnte Situation simuliert wird und dieser den Umgang mit Zöliakie praktisch verbessern kann. Dadurch erlernt dieser, spontan reagieren zu können und so offener und ohne sich hilflos oder eingeschränkt zu fühlen die alltäglichen Ernährungssituationen zu bewältigen. Ein gutes Beispiel für eine solche Übung ist es, im Restaurant zu bestellen oder diese Situation zu simulieren. Denn so bekommt man als Betroffener ein Gefühl dafür, wie man sich verhalten sollte. In diesem Rollenspiel wird im günstigsten Fall erwartet, dass man nachfragt, ob ein glutenfreies Kochen der Gerichte möglich ist und dabei Spuren von Gluten vermieden werden können.[16]

3.1.2   Teamansätze

Jedoch ist die Ernährungsberatung vielleicht nicht das Richtige für jeden Betroffenen. Studien belegen, dass Selbsthilfegruppen die betroffenen Menschen am besten unterstützen. So kann die Therapie durch Gruppen und Teams begleitet werden, die bei der Therapie mitwirken und diese effektiver gestalten können.

Es müssen jedoch nicht zwingend Selbsthilfegruppen sein. Im Zuge des Zeitalters der Digitalisierung bieten Blogs, Foren oder auch die sozialen Medien die Möglichkeit, sich mit anderen Menschen, die sich in einer ähnlichen Situation befinden, auszutauschen und sich damit gegenseitig zu unterstützen.[17]

Dieser Zusammenhalt und Austausch findet ebenfalls in Kochkursen statt, die sowohl online - jeder in seiner eigenen Küche - als auch zusammen in einer Küchenanlage ablaufen können. So durfte ich im Rahmen des Seminarkurses an einem Online-Kochkurs des Landwirtschaftsamtes Münsingen-Reutlingen teilnehmen, in dem es primär um das restelose Kochen und die nachhaltige Ernährung ging. Trotz des abweichenden Themas war es

---

16   vgl. Dr. Schär AG/SPA: Diätfrust und Compliance bei Zöliakie,
      Kapitel 7: Beispiele für Bewältigungsstrategien
17   ebd.

ebenfalls eine wichtige Erfahrung im glutenfreien Kochen und Backen, das mit Schwierig-keiten verbunden sein kann (siehe auch Kapitel 2.1). So lernte ich die Herstellung eines glutenfreien Tarte-Bodens kennen, die durchaus Probleme bereiten kann.

4 Zöliakie in verschiedenen Lebensphasen

4.1 Baby- und Kindesalter

4.1.1 Zöliakierisiko in der Kindheit

Die Zöliakie beginnt oft im Kindesalter, wird jedoch bei 80-90% der Fälle erst später oder gar nicht erkannt, da nur ungefähr 1% der Kinder und Jugendlichen tatsächlich erkrankt.[18] Das Risiko der Erkrankung ist dabei von vielen Faktoren unabhängig, weswegen vor allem die genetischen Voraussetzungen eines Kindes entscheidend sind. Um herauszufinden, welche von ausgewählten Faktoren für die Zöliakieerkrankung relevant sind, wurde von 2007 bis 2013 die PreventCD-Studie durchgeführt. Das Ziel von dieser Studie ist es, wie schon der Name verrät, Untersuchungen zur Vorbeugung der Zöliakie durchzuführen, auf Englisch „Prevent celiac disease". So versucht die Studie zu klären, ob eine gezielte Zufüh-rung von Gluten nach dem vierten Lebensmonat das Zöliakierisiko senkt. Denn nach Be-obachtungsstudien der vergangenen Jahre besteht ein Zusammenhang zwischen frühkind-licher Ernährung und dem Zöliakierisiko.

An der PreventCD-Studie haben 1362 Kinder aus Europa und Israel, die über 10 klinische Zentren verteilt waren, teilgenommen. Sie eignen sich aufgrund der Zöliakieerkrankung bei einem Verwandten ersten Grades wie bei einem der Eltern oder einem Geschwisterkind und weisen, getestet über das Nabelschnurblut, die genetischen Risikomarker HLA-DQ2/DQ8 auf. Man kann die Kinder mit positivem Testergebnis ab dem vierten Lebensmonat in zwei Gruppen einteilen. Beide Gruppen erhalten ab diesem Zeitpunkt täglich entweder 100 mg Glutenpulver oder die gleiche Menge an Milchzucker. Es gibt also eine Gluten-Gruppe und eine Placebo-Gruppe, um durch den Vergleich beider Gruppen Erkenntnisse schließen zu können. Neben diesem Faktor sind für die Ergebnisse das Geschlecht der Kinder, 52% Jun-gen und folglich 48% Mädchen, die Stillzeit von den 93% der untersuchten Kinder, die ab Geburt gestillt wurden und von denen, die auch nach dem sechsten Lebensmonat noch gestillt wurden (56%) und die verschiedene Ausprägung der genetischen Risikomarker von Bedeutung.

---

18   vgl. Werkstetter, Katharina/Koletzko, Sibylle: Zöliakiediagnose im Kindesalter.
In: DZG Aktuell 2017/04, S.12

Insgesamt haben nach Auswertung der Studie im Jahr 2013 80 Kinder tatsächlich Zöliakie entwickelt.

Das Alter der Diagnose liegt hierbei durchschnittlich bei 2,8 Jahren mit dem jüngsten diagnostizierten Kind nach knapp über einem Lebensjahr.

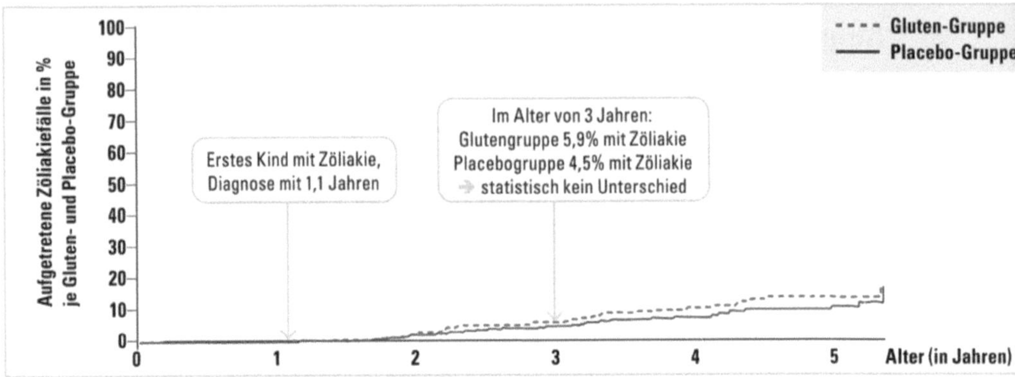

Abb. 4: Zöliakiefälle in Abhängigkeit vom Alter der Kinder

Dabei zeigt die Studie keinen signifikanten Unterschied zwischen der Gluten- und der Placebo-Gruppe, da eine Differenz von 1,4% zwischen den beiden statistisch unbedeutend ist und wahrscheinlich auf Zufall beruht. Somit zeigt die Studie, dass die frühe Einführung von Gluten nach dem vierten Lebensmonat entgegen dem, was erwartet wurde, keinen Einfluss auf das Zöliakierisiko hat.

Dies ist jedoch nicht die einzige Erkenntnis, die aus den gesammelten Daten entnommen werden kann.

So haben Mädchen ein höheres Zöliakierisiko, da im Alter von drei Jahren 7,2% der Mädchen und lediglich 3,6% der Jungen an Zöliakie erkrankt waren. Nach der PreventCD-Studie ist dieser Fund somit kein Zufall, sondern lässt tatsächlich auf einen Unterschied zwischen den Geschlechtern schließen.

Außerdem ist die HLA-DQ2 Ausprägung entscheidend für das Risiko. Die teilnehmenden Kinder lassen sich in drei Risikogruppen einteilen.

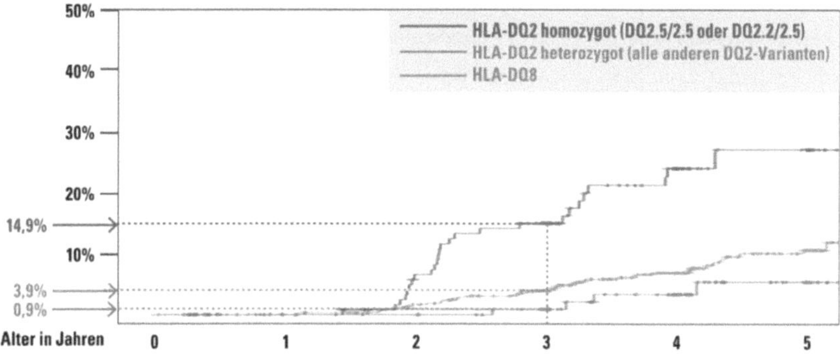

Abb. 5: Zöliakiefälle in Abhängigkeit der HLA-DQ2 Ausprägung

Die Kinder, die von beiden Eltern bestimmte DQ2-Varianten wie DQ2.2 und DQ2.5 geerbt haben, also homozygote Gene besitzen, haben mit ungefähr 15% Wahrscheinlichkeit im Alter von drei Jahren das höchste Zöliakierisiko. Jedoch weist nur ein kleiner Teil der untersuchten Kinder diese genetischen Risikomarker auf.

Im Gegensatz zu dieser Gruppe hat nur durchschnittlich eins von 25 Kindern mit HLA-DQ2 heterozygoten Genen, also mit nur einem vererbten DQ2-Gen, das Risiko im Alter von drei Jahren an Zöliakie zu erkranken.

Die dritte Gruppe der Kinder mit HLA-DQ8 Risikomarker hat mit 0,9% Wahrscheinlichkeit verglichen mit der homozygoten Gruppe ein sehr geringes Risiko.

Außerdem hat das Stillen während der ersten Lebensmonate keinen Einfluss auf das Zöliakierisiko.

Insgesamt kann man sagen, dass die PreventCD-Studie wichtige Erkenntnisse für die Faktoren geliefert hat, die beim Zöliakierisiko in der Kindheit eine Rolle spielen oder eben unbedeutend sind. Jedoch bleibt unklar, weshalb Mädchen anfälliger als Jungen sind und inwiefern der Zeitpunkt, an dem Gluten in die Ernährung der Kinder eingeführt wird, die Diagnose herauszögern kann.[19]

4.1.2 Aufklärung im Kindergarten

Mir ist es wichtig gewesen, mein gesammeltes Wissen nicht nur in Form dieser Seminararbeit, sondern auch praktisch zu vermitteln.

---

19   vgl. Werkstetter, Katharina/Koletzko, Sibylle: Die Ergebnisse der PreventCD-Studie.
     In: DZG Aktuell 2015/01, S.7-14

Deswegen plante ich seit dem ersten Vortrag unseres Themas ein Aufklärungsprojekt im Kindergarten. Konkret bedeutet dies, eine kurze Geschichte über meine Erfahrungen mit Zöliakie vorzubereiten. Bei dieser Geschichte wurde ich vom Glutenkobold, veranschaulicht durch den roten Ball mit Smiley, unterstützt.[20]

Zudem bastelte ich Lebensmittelkärtchen mit sowohl glutenhaltigen, als auch glutenfreien Lebensmitteln.

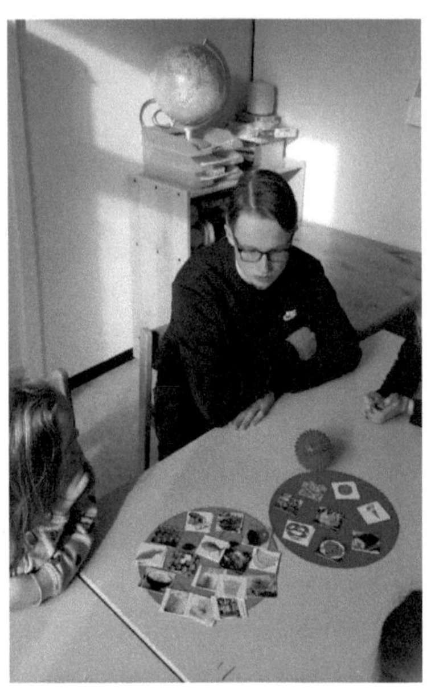

Im Kindergarten ordnete ich diese Lebensmittel dann entweder dem roten Kreis mit dem Glutenkobold oder dem grünen Smiley zu und erklärte den Kindern, dass sich zum Beispiel in Brötchen, Nudeln oder Kuchen der Glutenkobold versteckt und mit dem Essen in den Bauch wandert. Bevor ich das gewusst habe, hatte der Glutenkobold freie Bahn und konnte so im Dünndarm Schaden anrichten. Ich erzählte ihnen auch über die Folgen dieser Immunreaktion, nämlich Bauchschmerzen und mein gestörtes Wachstum aufgrund einer verzögerten Pubertät.

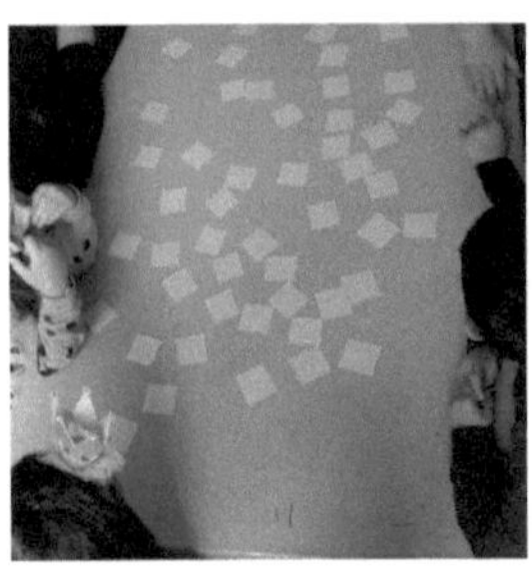

Anschließend drehte ich die Lebensmittelkärtchen, von denen ich je zwei identische gebastelt hatte, um und forderte die Kinder auf, Memory zu spielen. Dies funktionierte gut und am Ende hatte jedes Kind mindestens ein Paar. Zuvor hatte ich ihnen angekündigt, dass wir nach dem Memory versuchen wollen, die Lebensmittelkärtchen wieder richtig zuzuordnen. Bis auf das Kärtchen „Eis in der Waffel", welches sie nicht direkt als glutenhaltig identifizieren konnten, klappte auch dies gut.

Zum Abschluss fragte ich die Kinder nach anderen Allergien, ein Mädchen erzählte über ihre Nussallergie, ein anderes nannte ihre Hausstauballergie. Um den spielerischen Aufklärungsvortrag abzurunden, aßen wir noch ein paar, natürlich glutenfreie, Äpfel, die ich mitgebracht hatte.

---

20   Geschichte frei erzählt nach DZG online: „Zoeliakiefiebel Paul und der Glutenkobold"

Rückblickend ist dieses Aufklärungsprojekt eine lehrreiche Erfahrung gewesen, da die Kinder als Repräsentanten ihrer Altersgruppe interessiert wirkten und das Thema Glutenunverträglichkeit wahrscheinlich für jedes Kind neu war.

Diese Beobachtung bestätigt die Annahme, dass lediglich ein geringer Anteil der Kinder Zöliakie hat oder diese aufgrund von zu wenig Aufklärung erst im Erwachsenenalter oder gar nicht erkannt wird (siehe auch Kapitel 2.3 und Kapitel 4.1.1).

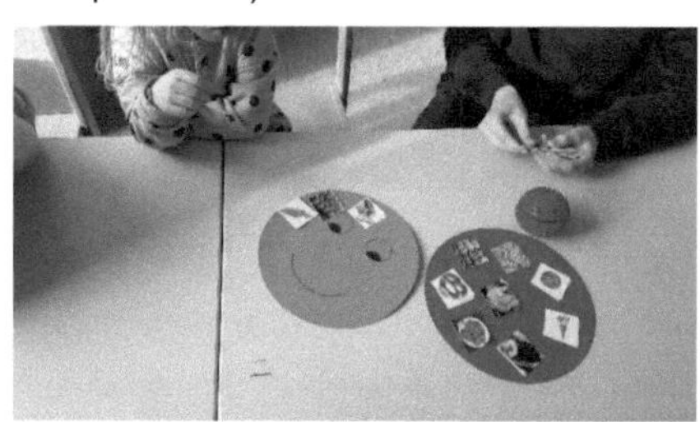

Außerdem war das Ziel neben der möglichst altersgerechten Wissensvermittlung auch, den Umgang mit Kindern und deren Kompetenzen durch den Vortrag meinerseits und das Memoryspiel ihrerseits zu schulen.

4.2 Pubertät

4.2.1 Umgang mit Zöliakie als Jugendlicher

Die Pubertät ist eine wichtige Phase im Leben eines Menschen, denn sie stellt den Übergang von der Kindheit ins Erwachsenenalter dar.

Jugendliche wollen sich in dieser Zeit möglichst von den Eltern und anderen Erwachsenen abgrenzen und gleichzeitig zu ihrer Freundesgruppe dazugehören und so dieselben Hobbys, Sportarten oder andere Freizeitbeschäftigungen ausüben. Dabei spielt auch Essen und Trinken eine wichtige Rolle, wodurch Jugendliche, die an Zöliakie erkrankt sind, auffallen. So kann ein betroffener Jugendlicher viele der Fast Foods wie Döner oder Pizza gleichermaßen wie Bier nicht zu sich nehmen.

Da die Jugendlichen mit zunehmendem Alter selbstständiger werden wollen, ist es wichtig, sie über die bekömmlichen Produkte aufzuklären.

Denn vor allem in der Pubertät benötigt der Körper eines Heranwachsenden alle verfügbaren Nährstoffe, um sich gut entwickeln zu können. Diätfehler mögen im ersten Moment nicht weiter schlimm erscheinen, aber schaden immer der Darmschleimhaut und stören somit die Nährstoffaufnahme. Zwar ist die Schleimhaut in der Lage, sich relativ schnell zu erholen, aber mehrere Diätfehler können größere Auswirkungen auf den Körper und das Wohlbefinden des Jugendlichen haben. Da viele Betroffene nach dem Verzehr nicht direkt klare Symptome empfinden, sondern nur leichte Bauch- und Kopfschmerzen, Durchfall oder Unwohlsein, bleiben Diätfehler bis zu dem Zeitpunkt unbemerkt, an dem die Symptome häufiger und stärker auftreten.

Um sein Umfeld über die Erkrankung aufzuklären, bedarf es einen offenen Umgang sowie Mut und Selbstbewusstsein, die erst im Laufe der Zeit erlernt werden. Eine Hilfe dabei ist, sich mit anderen „Zöliakie-Jugendlichen" auszutauschen oder weitere Selbsthilfemöglichkeiten (siehe Kapitel 3.1) für sich auszutesten.

Die Betroffenen lernen folglich durch ihre eigenen Erfahrungen die Zöliakie zu akzeptieren und damit selbstverständlich und offen umzugehen.

Es ist jedoch genau deswegen wichtig seitens der Eltern Freiraum zu lassen und Entscheidungen den heranwachsenden Kindern zu überlassen, da nur so ein guter, sicherer und verantwortungsvoller Umgang mit der Erkrankung erzielt werden kann.[21]

4.2.2 Versorgung in der Schule

Der bereits beschriebene Umgang der Jugendlichen, die an Zöliakie erkrankt sind, wird im Alltag und somit auch in der Schule erprobt, denn viele Schulen bieten mittags für die Schüler Essen in Mensen an. Hierbei stellt sich für die Betroffenen die Frage, ob die angebotenen Speisen sicher glutenfrei sind.

In vielen Fällen ist dies direkt ersichtlich, zum Beispiel wenn es Nudeln, Brötchen oder Pizza gibt. Jedoch gibt es auch Gerichte wie Frikadellen, die oft Semmelbrösel enthalten, was auf den ersten Blick schwer zu erkennen ist. Es muss auch beachtet werden, wie die Speisen hergestellt werden, da so grundsätzlich glutenfreies Essen verunreinigt werden und somit Spuren von Gluten enthalten kann. Deswegen kann zum Beispiel die Mensa am Gymnasium Neckartenzlingen keine genaue Angabe zu den Allergenen machen, wodurch alle Allergiker bei der Essensauswahl achtsam sein müssen.

Um die Versorgungssituation an meiner Schule zu untersuchen, habe ich die Essenspläne der eben genannten Mensa in einem Zeitraum von vier Wochen betrachtet. Dabei konnte ich feststellen, dass durchschnittlich 70% der Mittagessen Gluten enthalten, also sind drei bis vier von fünf Mittagessen wöchentlich glutenhaltig.[22]

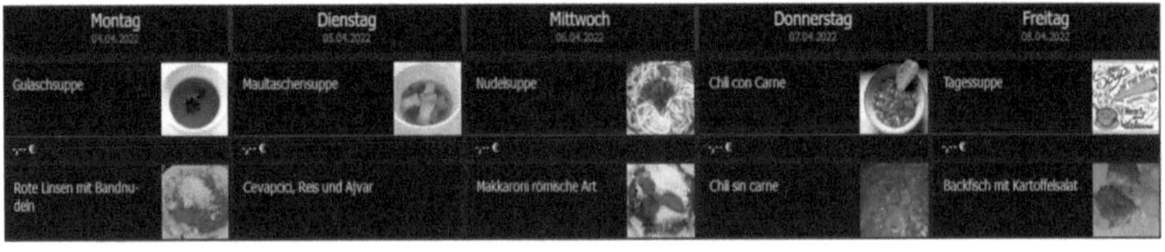

Abb. 6: Essensplan einer Mensa in der Woche vom 04.04. bis zum 08.04.2022

---

21   vgl. Baas, Stefanie: Die Pubertät. Da entwickelt sich was. In: DZG Aktuell 2016/03, S.10-12

22   vgl. Just, Eva und andere (Mensatreff Neckartenzlingen): Speiseplan, Allergene

Dieses Ergebnis bestätigt die in der Einleitung erwähnten deutschen Essgewohnheiten und stellt Jugendliche mit Zöliakie vor ein alltägliches Problem.

Eine Lösung, die ich für mich gefunden habe, ist das Vorbereiten der Gerichte, auch „meal preparation" genannt. Dabei kocht man sein Essen für mehrere Tage, meistens abends oder am Wochenende, vor und nimmt es mit zur Schule, Ausbildung oder Arbeit.

Diese Methode kann auch mit einem Thermobehälter oder einer Mikrowelle kombiniert werden, um trotzdem ein warmes Mahl genießen zu können.

Jedoch ist nicht alles in den deutschen Mensen glutenhaltig. Snacks und kleinere Speisen wie Obst, Salate oder Nachtisch, abgesehen von Kuchen, sind oft glutenfrei und stehen somit auch den „Zöliakie-Jugendlichen" zu Verfügung.

4.3 Junge Erwachsene

4.3.1 Umgang mit Zöliakie als Erwachsener

Die Lebensphase, in der Zöliakie am meisten diagnostiziert wird, ist neben der Kindheit das frühe bis mittlere Erwachsenenalter. Viele der Betroffenen dieser Altersgruppe bemerken keine klassischen Symptome, sondern weisen Beschwerden wie Eisenmangel, Bauch- und Kopfschmerzen, Blähungen oder gynäkologische Probleme auf, die in erster Linie nicht für Zöliakie typisch sind.

Deshalb ist es ratsam bei unklaren Krankheitsbildern, also zum Beispiel bei Schwangerschaftsproblemen, die Zöliakie zu berücksichtigen.

Das immer selbständigere Leben in dieser Lebensphase bedeutet für alle Betroffenen gleichermaßen eine Umstellung, mit der sie im Beruf, im Studium oder in einer Ausbildung sowie oft auch in einer neuen Wohnumgebung konfrontiert werden. So kann es den Erkrankten schwerfallen die strikt glutenfreie Ernährung einzuhalten, denn vor allem in Kantinen und Wohngemeinschaften ist das Kontaminationsrisiko hoch.

Deswegen spielt die Zöliakie eine wichtige Rolle bei der Auswahl des Berufes. Für Betroffene sind die Berufe Bäcker und Koch fast undenkbar, da über den Mehlstaub in der Bäckerei und die Zutaten beim Kochen Gluten in die Schleimhäute gelangen kann.

Des Weiteren können bei Großeinsätzen der Polizei und Bundeswehr sowie bei Geschäftsreisen problematische Situationen entstehen, in denen eine glutenfreie Versorgung nicht garantiert ist.

Trotzdem zeigen sich viele Erkrankte reisefreudig und schaffen es, die glutenfreie Ernährung an vielen Orten umzusetzen (siehe auch Kapitel 5).

Dazu trägt unter anderem der offene Umgang mit Zöliakie bei, der auch in dieser Lebensphase empfohlen wird.

Betroffene sind nicht gezwungen, ihre Erkrankung bei einem Vorstellungsgespräch zu nennen, jedoch ist dies für einen verständnis- und rücksichtsvollen Umgang im Arbeitsalltag auf lange Sicht notwendig. Unterstützend kommt hinzu, dass Nahrungsmittelallergien und -unverträglichkeiten heute wie nie zuvor diskutiert und akzeptiert werden.

Ein weiteres wichtiges Thema in diesem Lebensabschnitt ist die Familienplanung mit Zöliakie, die meist ohne Komplikationen abläuft, aber von der Zöliakie beeinträchtigt werden kann.[23]

4.3.2 Zöliakie in der Schwangerschaft

Gynäkologische Probleme werden selten mit Zöliakie assoziiert, da es sich hierbei um eine symptomatische Zöliakie handelt. Die Symptome der unentdeckten Erkrankung sind nicht extraintestinal, sondern zeigen sich beispielsweise in Unfruchtbarkeit und Früh- oder Fehlgeburten, was zu einer verspäteten Diagnose führt.

Beobachtet man die Folgen der unentdeckten Zöliakie auf die Schwangerschaft sowie die Zeit davor und danach, lässt sich folgendes feststellen.

Die Fruchtbarkeit der betroffenen Frauen ist vermindert, weil die Zeitspanne zwischen der ersten und der letzten Periodenblutung kürzer als bei nicht von Zöliakie betroffenen sowie bei von Zöliakie betroffenen und sich glutenfrei ernährenden Frauen ist.

Eine Studie von 1996 belegt dies, indem die untersuchten Frauen nach ihrer Diagnose mehr Kinder als zuvor bekamen.

Außerdem gibt es für die Kinder der unbehandelten Frauen ein erhöhtes Risiko, zu früh oder zu leicht geboren zu werden.

Insgesamt ist also ein positiver Einfluss der glutenfreien Ernährung bei betroffenen Frauen auf die Schwangerschaft und Stillzeit zu erkennen.

Es gibt hauptsächlich zwei Erklärungsansätze für die bereits erwähnten gynäkologischen Komplikationen.

Einerseits könnte die gestörte Nährstoffaufnahme einen Einfluss haben. Denn diese kann einen Nährstoffmangel herbeiführen, wodurch die Entwicklung des Kindes beeinträchtigt wird. So spielen zum Beispiel Zink und Selen eine wichtige Rolle bei den weiblichen Hormonen LH und FSH. Der Körper der Mutter hat auch einen erhöhten Bedarf an Folsäure, um die Zellteilung und somit das (Gewebe-)Wachstum des Kindes zu unterstützen. Folsäure ist ebenfalls essentiell, damit sich das Neuralrohr verschließt. Jedoch haben viele unfruchtbare Frauen mit abgeflachten Zotten keine Unterernährung oder auffällige Vitamindefizite,

---

23   vgl. Baas, Stefanie: Zöliakie in den Mitt-20ern. In: DZG Aktuell 2016/04, S.16-17

weswegen dieser Erklärungsansatz nicht als die Hauptursache der gynäkologischen Probleme gesehen werden kann.

Andererseits könnten die Autoimmunvorgänge Auslöser sein. Hierfür wird auf Auto-Antikörper gegen Transglutaminase getestet (siehe Kapitel 2.3). Denn dieses Enzym kommt neben anderen Geweben auch in der Plazenta vor. Verschiedene Studien der letzten Jahrzehnte zeigen, dass die Antikörper die Plazenta angreifen und somit in ihrer Funktion beeinträchtigen. Folglich kann es zu Fehlgeburten oder schlechterem Wachstum des Kindes kommen. Dieser Erklärungsansatz wird als hauptursächlich für die Schwangerschaftskomplikationen angesehen.

Jedoch sollte bei einem unerfüllten Kinderwunsch erst nach Defiziten gesucht und eine optimale Nährstoffversorgung sichergestellt werden. Deshalb empfiehlt man Frauen im gebärfähigen Alter während der Schwangerschaft Zink, Selen und Folsäure sowie weitere Vitamine und Mineralstoffe, wenn Mängel bestehen, zusätzlich einzunehmen, wobei mit der Einnahme von Folsäure schon möglichst einige Wochen vor Beginn der Schwangerschaft angefangen werden sollte.[24]

4.4 Ältere Erwachsene und Senioren

4.4.1 Seniorenalter

Auch im Seniorenalter wird durchaus noch Zöliakie diagnostiziert, wie eine amerikanische Forschungsgruppe 2003 gezeigt hat. Als Ergebnis dieser Forschungen kann man festhalten, dass bei genauso vielen Senioren, also über 65 Jahre alten Menschen, wie unter 18-Jährigen Glutenunverträglichkeit ermittelt wird.

Zudem identifizierte eine finnische Studie bei 52 bis 74 Jahre alten Personen eine Wahrscheinlichkeit von 2,1%, an Zöliakie zu erkranken. Somit lässt sich in dieser Altersgruppe verglichen mit der Häufigkeit von einem Prozent in der Gesamtbevölkerung ein erhöhtes Risiko feststellen.

Trotzdem werden viele Fälle im Seniorenalter nicht frühzeitig diagnostiziert, da die Beschwerden oft milder ausfallen. Deswegen geht man bei extraintestinalen und sonstigen Symptomen vielfach fälschlicherweise von anderen Krankheiten wie einem Reizdarmsyndrom aus.

Weitere Anzeichen für eine Zöliakie in diesem Alter sind Nährstoffmängel an Eisen, Folsäure oder Vitamin B12 und erhöhte Leberwerte sowie eine Blutarmut unklarer Ursache. Bei Betroffenen im mittleren bis späteren Erwachsenenalter kann sich die Zöliakie in Form einer

---

24   vgl. Baas, Stefanie: Gynäkologische Probleme bei Zöliakie. In: DZG Aktuell 2016/01, S.10-11

Hautkrankheit, die Dermatitis herpetiformis Duhring genannt wird, verstärken, wenn sie Gluten zu sich nehmen. Außerdem können auch Autoimmunerkrankungen der Schilddrüse wie eine Über- oder Unterfunktion sowie eine Unterfunktion der Milz auf eine Zöliakie hinweisen. Insgesamt ist die Diagnostik also zwar nicht anders als in den anderen Altersgruppen, aber durch die geringer ausgeprägten Antikörper und Beschwerden sowie auch die verschiedenen weiteren Erkrankungen, die in Frage kommen, oft weniger eindeutig als bei jüngeren Personen.

Des Weiteren lässt sich bei erkrankten Menschen in dieser Lebensphase eine geringere Knochendichte als bei Menschen, die nicht von Zöliakie betroffen sind, feststellen. Dies ist bedingt durch einen verlangsamten Knochenstoffwechsel, der seine Ursache in einem Vitamin D- oder Calcium-Mangel sowie dem Einfluss von Entzündungsbotenstoffen hat.

Folglich gibt es für Senioren ein erhöhtes Risiko, sich die Knochen zu brechen, weswegen Betroffene sich ab einem Alter von 55 Jahren überlegen sollten, ihre Knochendichte messen zu lassen.

Außerdem gestaltet sich die Ernährungsumstellung in dieser Altersgruppe eher schwieriger, da langjährige Essgewohnheiten weichen müssen. Die Ernährungsberatung kann zum Beispiel beim Einkauf helfen, die richtigen Produkte auszuwählen und sie auf Gluten zu überprüfen. Weitere Hindernisse stellen oft eingeschränkte Mobilität und finanzielle Möglichkeiten sowie der mangelhafte Zugang zu Online-Bestellungen dar.

Zudem können viele der Alten- und Pflegeheime keine sichere glutenfreie Versorgung garantieren, wodurch der Umzug in eine solche Einrichtung eine weitere Hürde birgt.[25]

5 Glutenfreie Ernährung weltweit

Wenn man die Essgewohnheiten weltweit auf glutenfreie Ernährung untersucht, dann zeigen sich zum Teil große Unterschiede.

So ernähren sich beispielsweise 10% der Menschen in Lateinamerika und Asien glutenfrei, wohingegen nur jede 25. Person in Europa auf Gluten verzichtet.

In Afrika, dem Mittleren Osten und Nordamerika liegt der Anteil der sich glutenfrei ernährenden Bevölkerung bei 8%.[26]

---

25   vgl. Baas, Stefanie: Zöliakie in verschiedenen Lebensphasen, Teil IV: Senioren.
      In: DZG Aktuell 2017/02, S.9-10
26   vgl. Abb. 7: Statistik über glutenfreie Ernährung auf verschiedenen Kontinenten

Abb. 7: Statistik über glutenfreie Ernährung auf verschiede-
nen Kontinenten

Ausschlaggebend dafür sind die unterschiedlichen Esskulturen, die durch eine Varianz an Grundnahrungsmitteln und somit ebenfalls durch bestimmte Getreidearten charakterisiert werden.

In Lateinamerika ist Mais neben Bohnen, Reis, Fisch und Fleisch eins der wichtigsten Grundnahrungsmittel,[27] während es weltweit hauptsächlich als Futtermittel für Tiere genutzt wird.[28] Außerdem nehmen Amaranth und Quinoa eine wichtige Rolle ein, da sie mit dem Mais bereits die Nahrungsgrundlage indianischer Hochkulturen wie der Azteken oder Inkas gebildet haben und somit bis heute in Süd- und Mittelamerika sowie in den Andenländern angepflanzt und gegessen werden.[29]

In Asien haben Reis und Buchweizen eine wichtige Bedeutung, denn sie sind die Grundnahrungsmittel für die Menschen aus dem fernen Osten und aus Zentralasien. Reis gehört für fast die Hälfte der Erdbevölkerung zur Nahrungsgrundlage und wird in Asien zum Teil immer noch wie früher in terrassenförmigen Feldern angepflanzt. Der Ursprung des Buchweizens liegt in der Mongolei und er wird heute vor allem in China, Russland und Polen angebaut. Außerdem wird Hirse Ausgrabungen und aktuellen Untersuchungen zufolge schon lange in Asien, Südeuropa und Afrika kultiviert und trägt zu einer vollwertigen Ernährung bei.

In Europa nimmt Weizen eine wichtige Rolle ein, da die Eigenschaften es ermöglichen, im Gegensatz zu den bisher genannten glutenfreien Getreidearten, gebackene Gerichte wie Brot, Lasagne oder auch Süßwaren, zum Beispiel Macarons oder Pfannkuchen, herzustellen. So ist Weizen, ähnlich wie Reis, ein weltweit verbreitetes Grundnahrungsmittel.[30]

Insgesamt ist demnach ein Zusammenhang zwischen den genutzten Getreidearten und dem Anteil an glutenfreier Ernährung in einer Esskultur erkennbar.

In Lateinamerika und Asien tragen die verwendeten glutenfreien Getreidearten Mais, Amaranth, Quinoa, Reis und Buchweizen zu mehr glutenfreier Ernährung bei als der glutenhaltige Weizen in Europa.

---

27   vgl. Bauer, Veronika: Reise um die Welt – Mexiko, DZG Aktuell 04/2021, S.29
28   vgl. Arbeitskreis für Ernährungsforschung e.V.: Getreide Zubereitungen, S.17
29   a.a.O., S.20-21
30   a.a.O., S.7

6 Fazit

Wie anfangs in der Einführung erwähnt, war das Ziel dieser Arbeit, herauszuarbeiten, wie man den an Zöliakie erkrankten Menschen ein unbeschwertes Leben im Ernährungsalltag ermöglichen kann.

Um diese Frage zu beantworten, muss bei der Aufklärung angefangen werden. Denn wenn man über Zöliakie aufklärt, können mehr Menschen über die Symptome von Zöliakie erfahren und diese bei sich selbst oder anderen Menschen im Umfeld identifizieren. Somit kann die Glutenunverträglichkeit früher diagnostiziert und das Wohlbefinden der Betroffenen verbessert werden. Außerdem wird hierdurch das Bewusstsein in der Gesellschaft gestärkt, dass es Zöliakie gibt und die daran erkrankten Menschen in ihrer Ernährung teilweise eingeschränkt sind, aber dennoch einen Teil der Esskultur bilden.

Für die Betroffenen selbst sind nach der Diagnose Selbsthilfemöglichkeiten die ersten Schritte in ein unbeschwertes Leben. Die lebenslange, strikt glutenfreie Ernährung als einzige Therapie bei Zöliakie muss sich erst etablieren. Dabei spielt es keine große Rolle, ob dies primär mithilfe einer Ernährungsberaterin, in Selbsthilfegruppen und anderen Teamansätzen oder letzten Endes durch eigene Erfahrungen geschieht. Hauptsächlich geht es darum, die Krankheit zu akzeptieren und einen offenen Umgang mit Zöliakie zu schulen. Denn dies ist die Voraussetzung, um die Versorgung mit glutenfreiem Essen im eigenen Ernährungsalltag zu organisieren. So kann in Einrichtungen wie Kindergärten, Schulen oder Pflegeheimen versucht werden, Verständnis für Zöliakie und die damit verbundene glutenfreie Ernährung zu erreichen, um einen Kompromiss zwischen der bisherigen, vielerorts mit Gluten belasteten und einer neuen glutenfreien Versorgung zu finden.

Für die betroffenen Menschen stellt die glutenfreie Ernährung in einer ungewohnten Umgebung, zum Beispiel während einer Reise in einem anderen Land, oft eine große Herausforderung dar. Dabei ist es mit der richtigen Recherche und einem offenen Umgang gar nicht so schwer, die glutenfreie Ernährung in der ganzen Welt sicherzustellen. Viele Esskulturen weltweit halten traditionell glutenfreie Gerichte bereit, die aus glutenfreien Getreidesorten hergestellt werden oder ganz auf Getreide und somit auch auf Gluten verzichten.

Zusammenfassend lässt sich also sagen, dass man den Menschen mit Zöliakie trotz der Einschränkungen ein unbeschwertes Leben im Ernährungsalltag ermöglichen kann, da es in der heutigen Gesellschaft einige Selbsthilfemöglichkeiten für erkrankte Menschen gibt und man es als Betroffener selbst in der Hand hat, über den Umgang mit Zöliakie und somit über die eigene Lebensqualität zu entscheiden.

6 Glossar

Begriff	Erklärung[31]
(Auto-)Antikörper	*„Abwehrstoffe*, die unser Immunsystem produziert, um Viren oder Bakterien abzuwehren. Können sich aber auch bei Autoimmunerkrankungen gegen körpereigene Strukturen richten."
extraintestinal	*„außerhalb des Darms* gelegen"
Gluten	siehe 2.1
HLA-DQ2	„HLA-DQ2 genetisches Merkmal, das bei ca. 85-90% aller Zöliakiepatienten vorkommt (aber auch bei ca. 25% aller Personen in unserer Bevölkerung)"
HLA-DQ8	„genetisches Merkmal, das bei ca. 10-15% aller Zöliakiepatienten vorkommt (und bei ca. 15% aller Personen in unserer Bevölkerung)"
homozygot	„Sind die beiden Allele in Bezug auf ihre genetische Information völlig identisch, ist der Träger in diesem Merkmal *reinerbig* (homozygot)," [32]
heterozygot	„unterscheiden sie sich, ist der Träger für das betreffende Merkmal *mischerbig* (heteroygot)" [33]
IgA	„Antikörper, die hauptsachlich an Schleimhauten gebildet werden und wirken (Atemwege, Darmtrakt)"

---

31   Deutsche Zöliakiegesellschaft e.V. (DZG): Glossar, https://www.dzg-online.de/glossar
      (wenn nicht anders angegeben)
32   Faller, Adolf/Schünke, Michael: Der Körper des Menschen. Einführung in Bau und Funktion, S.49
33   ebd.

Begriff	Erklärung[31]
Kontamination	„Verunreinigung" [34], in dieser Arbeit ist hauptsächlich die Verunreinigung mit Gluten gemeint
Malabsorption	*„Schlechte Aufnahme von Nährstoffen aus dem Darm"*
meal preparation (meal prep)	"Meal preparation [...] is the process of planning and preparing meals" [35] deutsche Übersetzung: *Essensvorbereitung*
Zöliakie	siehe 2.2
Zotten	*„Fingerförmige Ausstülpung der Dünndarmschleimhaut* zur Vergrößerung der Aufnahmefläche", s. auch 2.2
Zottenatrophie	*„Schwund der Zotten,* dadurch Verringerung der Oberfläche und Resorptionsleistung"

---

34 Deschka, Marc: Wörterbuch Medizin pocket. Kleines Lexikon – medizinische Fachbegriffe, Fremd-Wörter und Terminologie, S.159

35 Messinger, Heinz/Rüdenberg, Werner: Langenscheidts Wörterbuch. Englisch-Deutsch, Deutsch-Englisch, S.391/487

7 Abbildungsverzeichnis

Abb.1: Statistik über den Einkauf glutenfreier Produkte
https://de.statista.com/statistik/daten/studie/452635/umfrage/umfrage-in-deutschland-zum-konsum-glutenfreier-lebensmittel/

Abb.2: Das „Glutenfrei-Siegel"
http://glutenfrei-unterwegs.de/kennzeichnung-von-glutenfreien-lebensmitteln/

Abb.3: Bildvergleich von gesunden und abgeflachten Darmzotten
https://jennimarieni.at/fridayfacts-marsh-kriterien/

Abb.4: Statistik über die Zöliakiefälle in der PreventCD-Studie in Abhängigkeit von der Gruppe und der Zeit, entnommen aus DZG Aktuell 2017/04

Abb.5: Statistik über die Zöliakiefälle in der PreventCD-Studie in Abhängigkeit von der genetischen Risikomarker, entnommen aus DZG Aktuell 2017/04

Abb.6: Essensplan einer Mensa in der Woche vom 04.04. bis zum 08.04.2022
https://mensatreff.inetmenue.de/fs/menu/week/2022W14

Abb.7: Statistik über glutenfreie Ernährung auf verschiedenen Kontinenten
https://www.meinbauch.net/welternaehrungstag/

8 Abkürzungsverzeichnis

a.a.O.: am angegebenen Ort

Abb.: Abbildung

ebd.: Eben da, verweist auf die letzte Quellenangabe

mg: Milligramm

kg: Kilogramm

S.: Seite

vgl.: Vergleiche …, kennzeichnet ein indirektes Zitat

9 Literatur- und Quellenverzeichnis

9.1 Literaturverzeichnis

<u>Buch: Monografie (ein Autor):</u>

Deschka, Marc: Wörterbuch Medizin pocket. Kleines Lexikon - medizinische Fachbegriffe, Fremdwörter und Terminologie, Grünwald, 2. Auflage 2009

<u>Buch (mehrere Autoren):</u>

Arbeitskreis für Ernährungsforschung e.V.: Getreide Zubereitungen - zeitgemäß, schmackhaft und bekömmlich, Bad Vilbel, 3. Auflage 2001

Faller, Adolf/Schünke, Michael: Der Körper des Menschen. Einführung in Bau und Funktion, Stuttgart, 15. Auflage 2008

Messinger, Heinz/Rüdenberg, Werner: Langenscheidts Wörterbuch. Englisch-Deutsch, Deutsch-Englisch, Berlin, 12. Auflage 1985

Zöllner, Fiona/Klasen, Jörn: Gesunde Ernährung heute und morgen, München, 2021

<u>Zeitschriftenaufsatz:</u>

Deutsche Zöliakiegesellschaft e.V. (DZG): DZG Aktuell, abrufbar auf https://www.dzg-online.de/dzg-aktuell.920.0.html (Stand: 26.12.2021), *Zugang beschränkt*

9.2 Quellenverzeichnis

<u>Fund aus dem Internet:</u>

Dr. Schär AG/SPA: Diätfrust und Compliance bei Zöliakie, https://www.drschaer.com/de/institute/a/compliance-glutenfrei (Stand: 26.05.2022)

Dr. Schär AG/SPA: Dr. Schär Institute: 3. Epidemiologie der Zöliakie, https://www.drschaer.com/de/institute/a/epidemiologie-zoeliakie / 6. Formen der Zöliakie, https://www.drschaer.com/de/institute/a/formen-der-zoeliakie (Stand: 26.05.2022)

Deutsche Zöliakiegesellschaft e.V. (DZG): Zoeliakiefiebel Paul und der Glutenkobold, https://www.dzg-online.de/kita-und-schule / Glossar, https://www.dzg-online.de/glossar (Stand 27.05.2022)

Gerber, Maria (WELT): Das essen die Deutschen, https://www.welt.de/print/die_welt/wissen/article10308549/Das-essen-die-Deutschen.html (Stand: 23.04.2022)

Just, Eva und andere (Mensatreff Neckartenzlingen): Speiseplan - Allergene, https://www.mensatreff.de/speiseplan/allergene/ (Stand: 08.05.2022)

Müller, Ulrike: Live-Ticker zum Welternährungstag, https://www.mein-bauch.net/welternaehrungstag/ (Stand: 26.05.2022)

Schuppan, Detlef: Was ist die Zöliakie?, https://www.apotheken-umschau.de/krankheiten-symptome/autoimmunerkrankungen/was-ist-die-zoeliakie-742641.html (Stand: 26.05.2022)

Weigl, Günter: Kennzeichnung von glutenfreien Lebensmitteln, http://glutenfrei-unterwegs.de/kennzeichnung-von-glutenfreien-lebensmitteln/ (Stand: 26.05.2022)